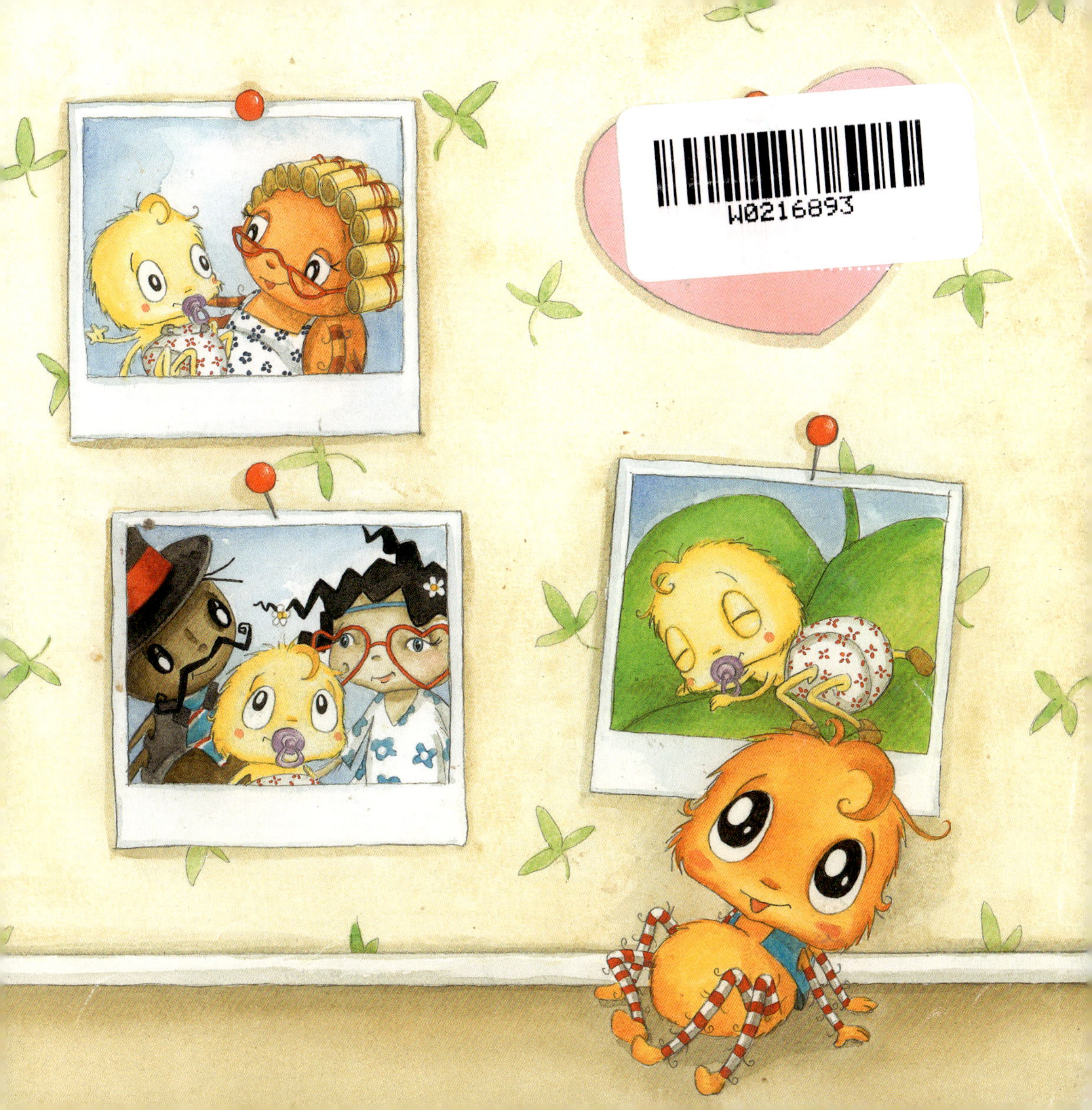

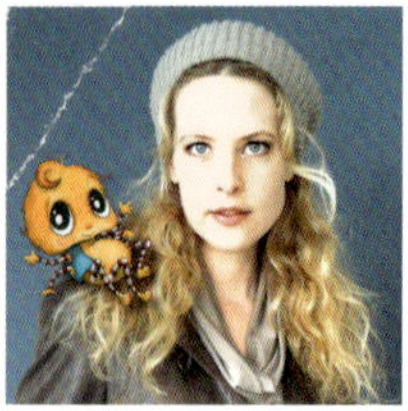

© Diana Amft

Diana Amft

ist Schauspielerin und bekannt durch Kino- und Fernsehfilme. Für ihre Rolle in *Doctor's Diary* wurde sie mehrfach ausgezeichnet und gewann u. a. den *Grimme-Preis*. Ihr erstes Bilderbuch *Die kleine Spinne Widerlich* wurde nominiert für den österreichischen *Buchliebling 2012*.

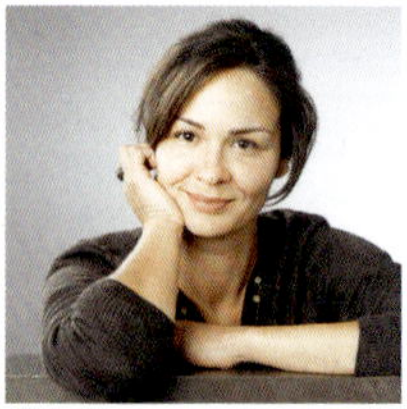

© Ute Boeters

Martina Matos

zog mit fünf Jahren nach Portugal, wo sie zur Schule ging und 2003 ihr Diplom in Kunstmalerei an der FBAUL – Faculdade de Belas Artes der Universität zu Lissabon machte. Seit Ende 2004 lebt sie als freie Illustratorin und Künstlerin wieder in Deutschland.

Von der kleinen Spinne Widerlich gibt es viele schöne Bilderbücher sowie tolle Mitmach- und Eintragbücher – zum Entdecken unter: www.baumhaus-verlag.de

Dieses Werk wurde vermittelt durch die Literarische Agentur
Thomas Schlück GmbH, 30161 Hannover

Text- und Bildredaktion: Sigrid Vieth
Gesamtgestaltung und Satz: Christina Krutz, Biebesheim am Rhein
Gesetzt aus der Cochin und Latchboy
Druck und Einband: Grafisches Centrum Cuno GmbH & Co. KG, Calbe
Printed in Germany
ISBN 978-3-8339-0576-6

5 4 3 2 1

Sie finden uns im Internet unter: www.baumhaus-verlag.de
Bitte beachten Sie auch: www.luebbe.de

FSC
www.fsc.org
MIX
Papier aus verantwortungsvollen Quellen
FSC® C043106

Auch ich bin dabei. Findest du mich?

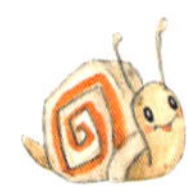

Illustrationen von
Martina Matos

Diana Amft

Die kleine Spinne Widerlich

Das Geschwisterchen

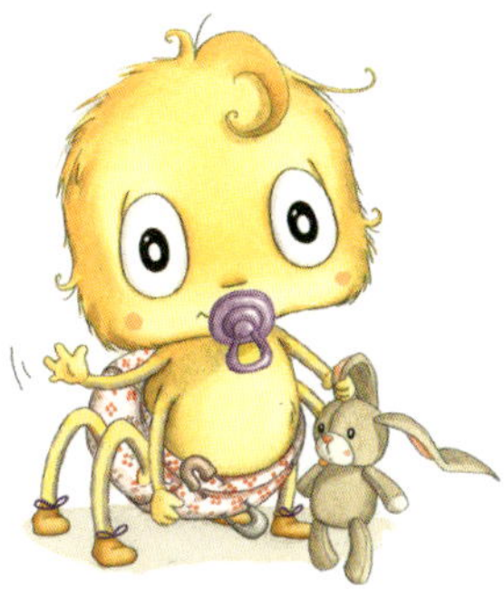

Baumhaus

Die kleine Spinne Widerlich ist ganz aufgeregt, denn heute darf ihr bester Freund Niesi bei ihr übernachten. Außerdem gibt es etwas Tolles zu erzählen. »Niesi, ich hab die größten, aufregendsten Neuigkeiten, die du dir vorstellen kannst: Ich bekomme ein Geschwisterchen!«

Niesi schaut die kleine Spinne mit großen Augen an: »Aber das ist ja … haa… haaaa… hatschiiii … prima!«, antwortet er, und vor lauter Aufregung schießt ein riesiger Spinnfadensalat aus ihm heraus.

»Ja, total, aber wie wird das wohl sein mit einem Geschwisterchen?«, fragt die kleine Spinne.

»Oh, ich weiß was!«, ruft Niesi. »Bella und Punki sind doch Geschwister. Wollen wir morgen mal zu ihnen gehen und sie fragen?«

»Au ja!«, freut sich die kleine Spinne.

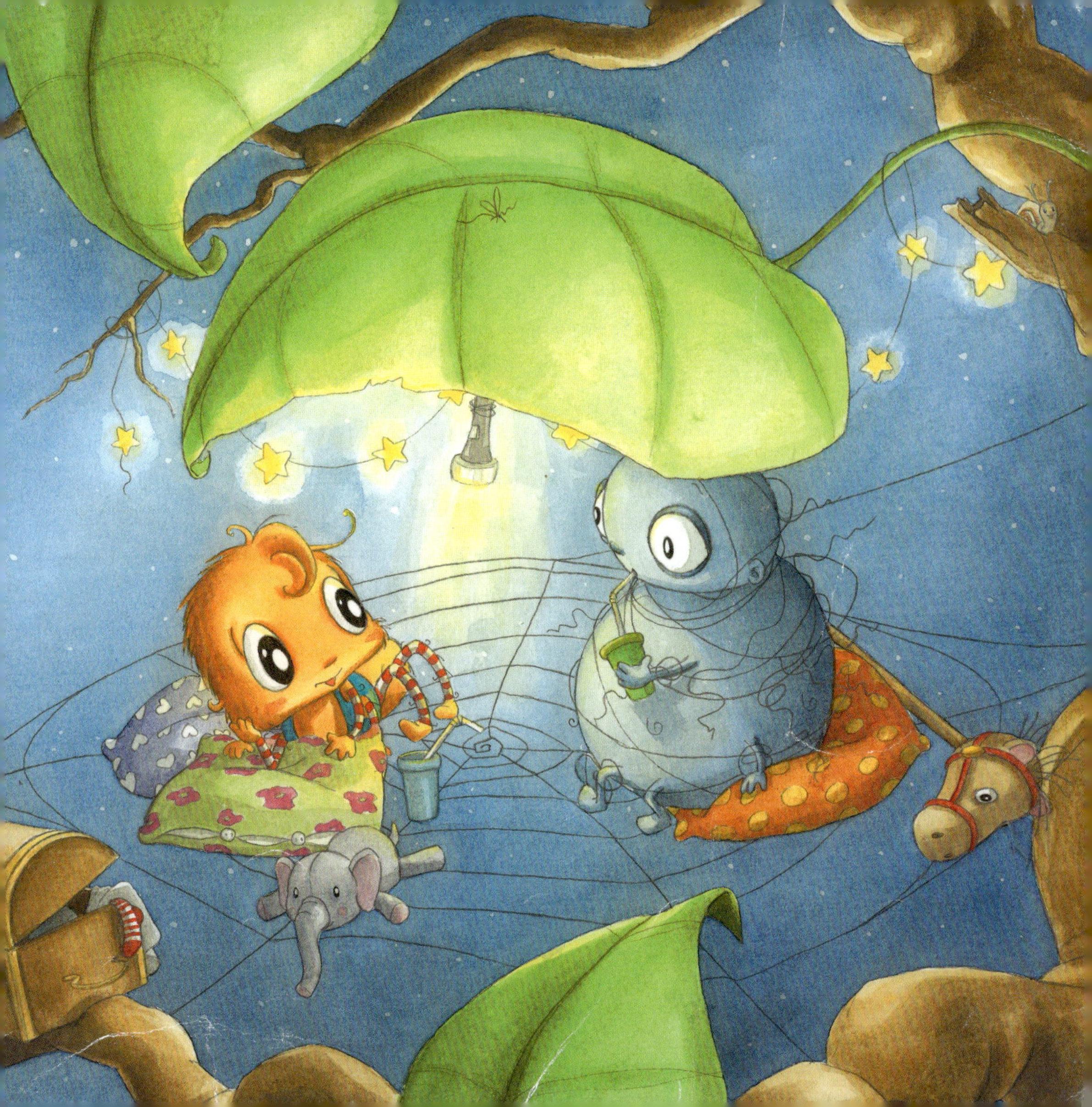

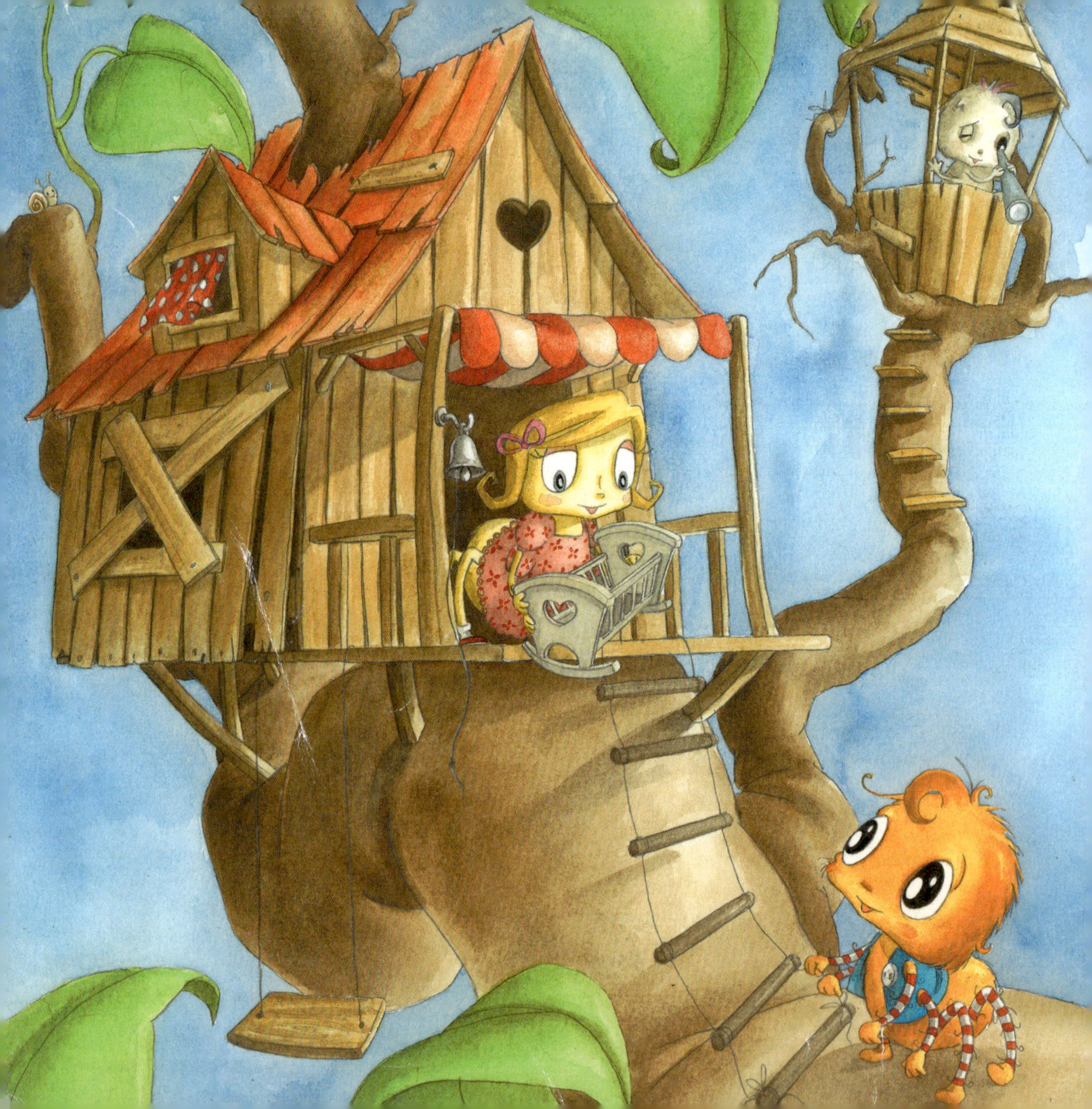

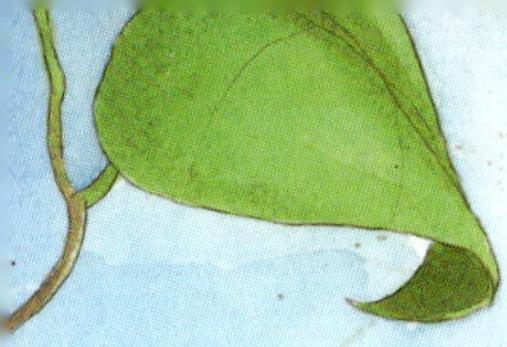

Gleich nach dem Frühstück besuchen sie Bella und Punki.
Die beiden spielen gerade in ihrem Baumhaus.
»Oh, ein Geschwisterchen, wie aufregend!«, jubelt Bella und zieht
ihr Puppenbett hervor. »Wir können es hübsch anziehen
und ihm was vorsingen, wenn es mal nicht schlafen kann«,
sagt sie und fängt an, eine Melodie zu summen.
»Und wenn es größer ist, hast du immer jemanden zum Spielen«, sagt Punki.
»Stimmt, das ist wirklich schön«, freut sich die kleine Spinne.
»Aber was kann ich denn mit einem Geschwisterchen machen,
wenn es noch so klein ist?«, fragt sie.
Punki hat eine Idee: »Bei uns im Wald leben viele Tiere, die im
Moment Babys haben. Wollen wir sie einfach mal beobachten?«
Alle sind von dem Vorschlag begeistert und machen sich
gemeinsam auf den Weg.

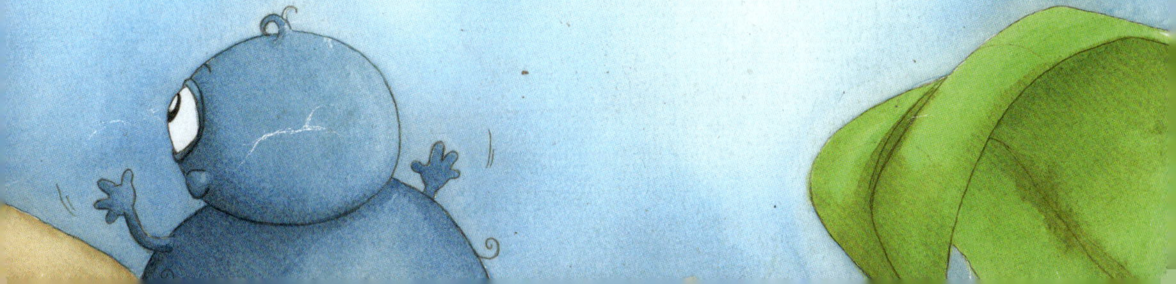

»Hier am Teich haben die Frösche ihren Nachwuchs bekommen«, berichtet Punki. »Das ist wirklich spannend, denn am Anfang sind es nur viele Eier, die in einem großen Laichklumpen nebeneinanderliegen.«

»Hört sich aber langweilig an«, findet Bella.

»Warte ab«, beruhigt Punki seine Schwester. »Aus den Eiern schlüpfen nämlich winzige Larven, die sich zu Kaulquappen entwickeln, aus denen dann später Frösche werden.«

»Interessant«, meint die kleine Spinne. »Anfangs kann man also noch nicht mit ihnen spielen, aber man kann ihnen dabei zusehen, wie sie sich verändern und entwickeln.«

»Es macht sicher Spaß zu beobachten, wie dein Geschwisterchen immer mehr dazulernt«, sagt Punki. »Kommt, wir schauen mal, ob wir noch mehr entdecken!«

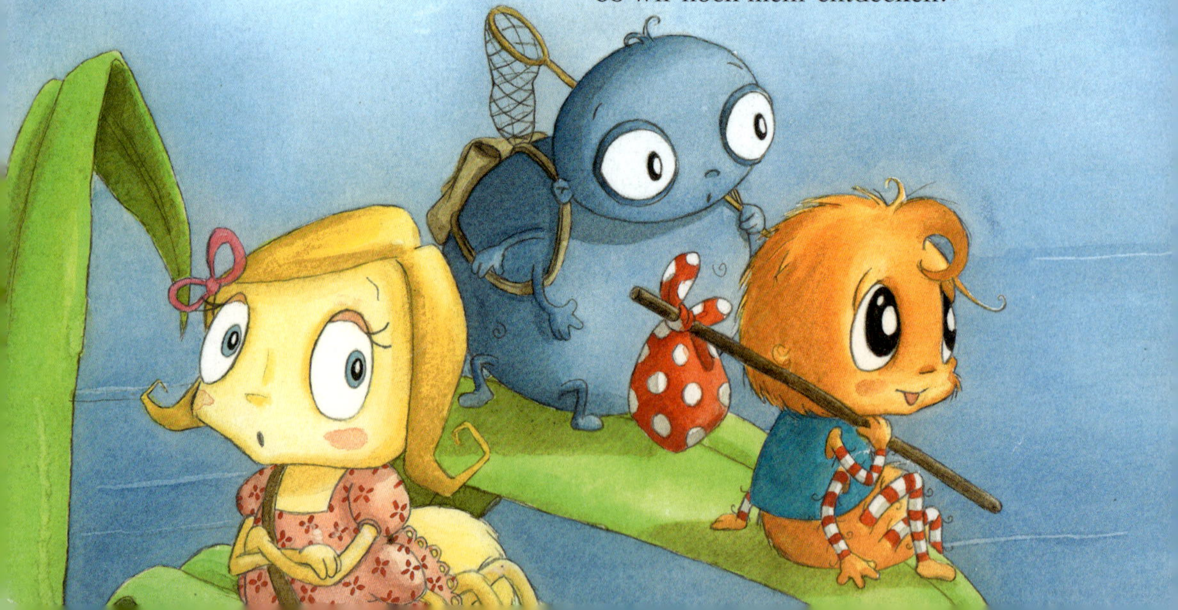

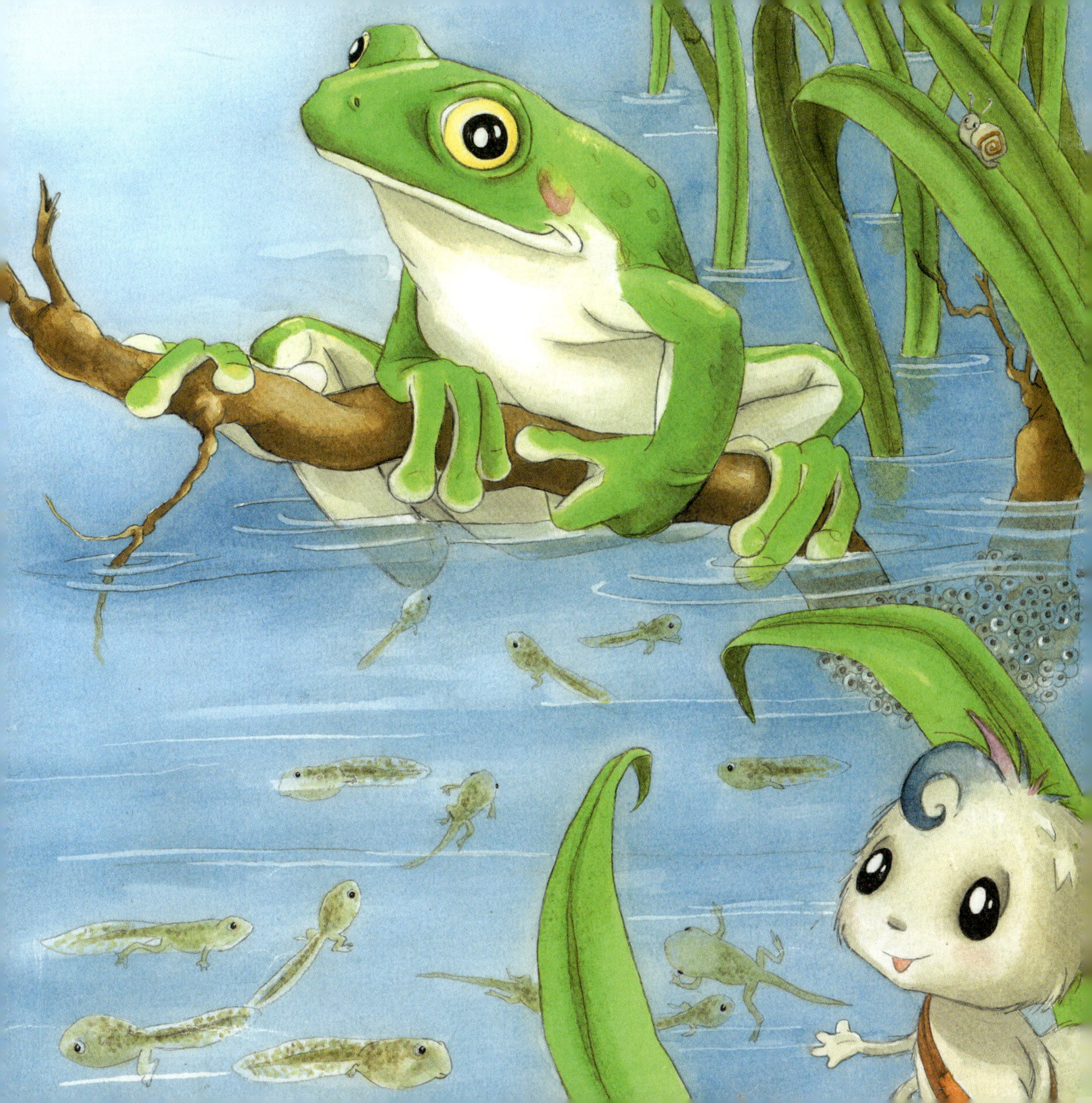

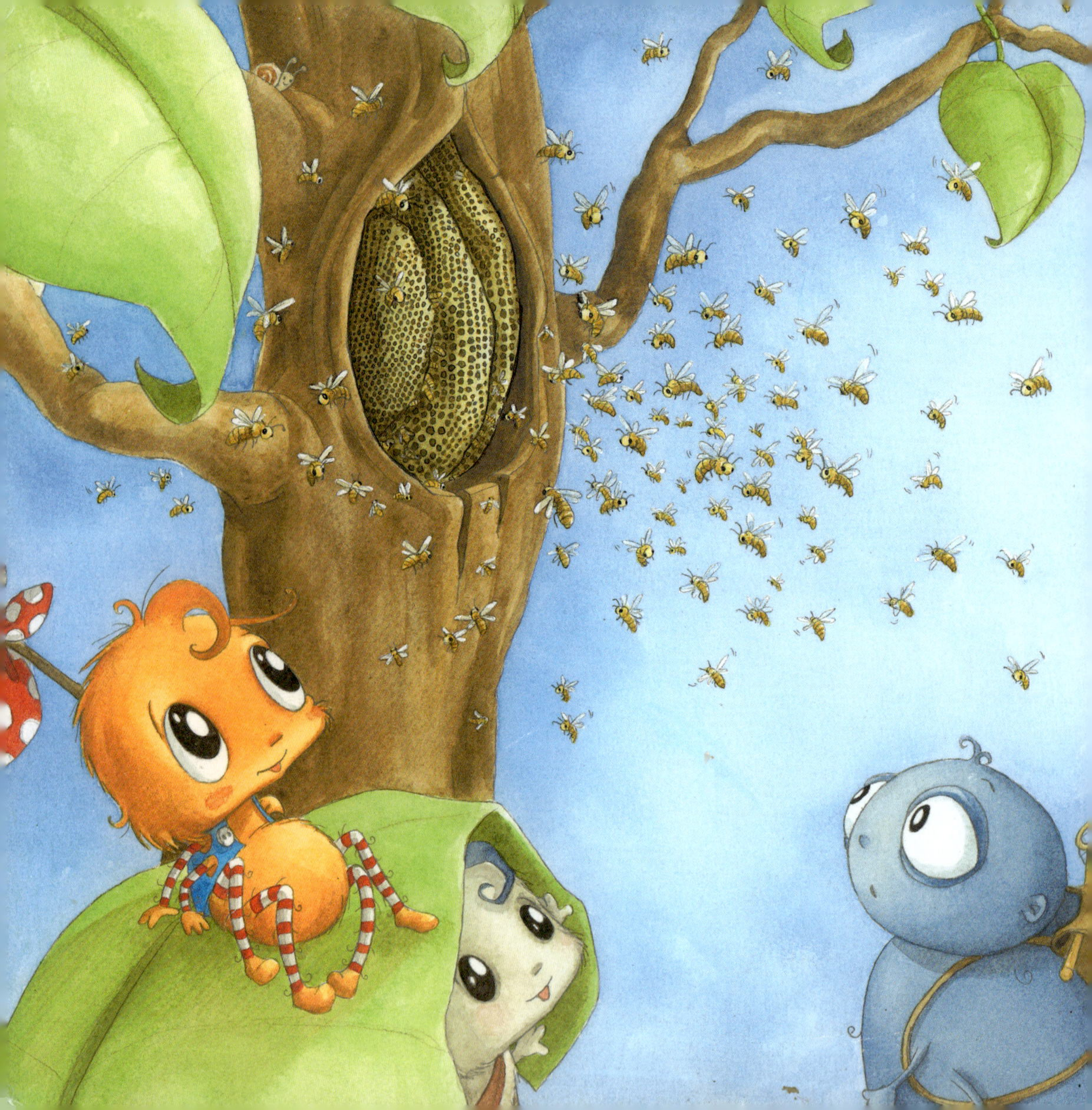

Nach einem kleinen Spaziergang hören sie plötzlich ein Summen. Ein Bienenschwarm hat sich im Hohlraum eines Baumstamms ein Nest gebaut. »Ui, da ist aber eine Menge los!«, stellt die kleine Spinne erstaunt fest. »So ein Bienenvolk besteht ja auch aus mehreren Tausend Tieren«, berichtet Bella stolz. »Das hat mir Onkel Langbein mal erzählt. Die kleinen Larven wohnen im Bienenstock und werden von den großen Bienen gefüttert.« »Au ja, vielleicht kann ich Mama und Papa auch dabei helfen, mein Geschwisterchen zu füttern«, überlegt die kleine Spinne. »Bestimmt!«, antworten die drei Freunde gleichzeitig und machen sich weiter auf den Weg.

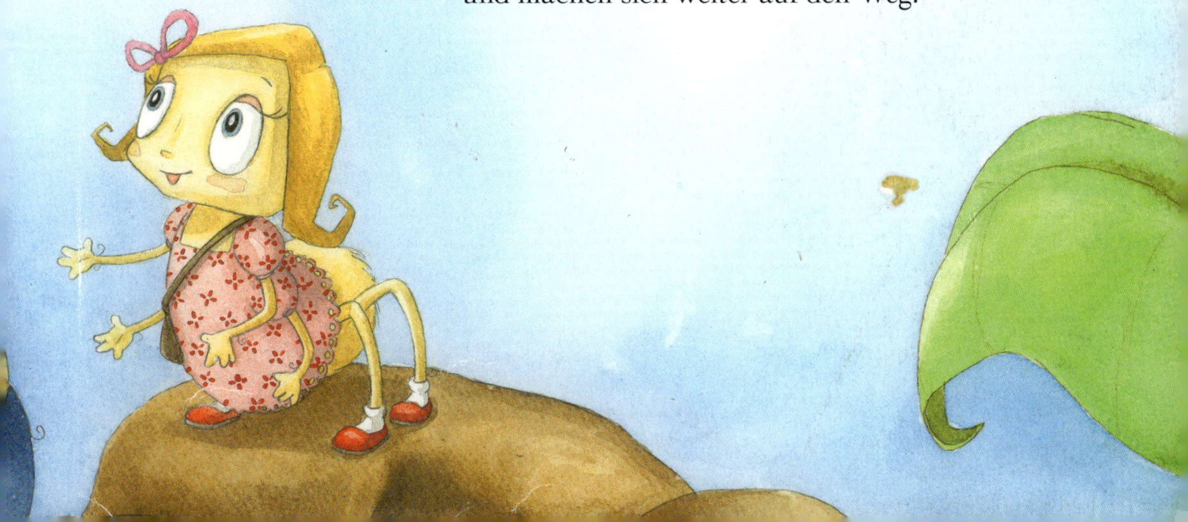

Als sie gerade über die Wurzeln eines großen Baumes klettern, stupst Niesi aufgeregt seinen besten Freund an: »Schau mal, da gucken ja kleine Füchse raus.«

»Oh, das ist bestimmt der Eingang zu einem Fuchsbau«, vermutet Punki. »Füchse ziehen ihre Babys nämlich in einem unterirdischen Bau groß. Sie graben sich entweder selbst eine Höhle oder finden eine unter Bäumen oder in Felsspalten.«

»Das sieht gemütlich aus«, meint Bella.

»Vielleicht kann ich ja helfen, das Babynetz für mein Geschwisterchen zu spinnen und es auch ganz gemütlich herrichten«, sprudelt es aus der kleinen Spinne heraus.

»Da wird sich dein Geschwisterchen sicher freuen«, sagt Bella und strahlt.

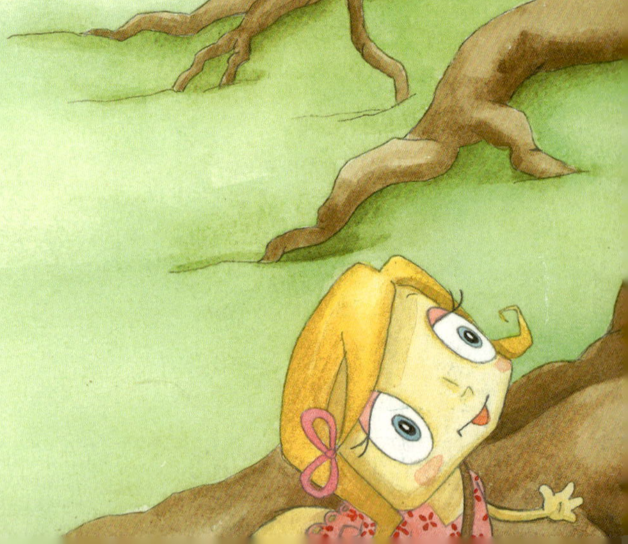

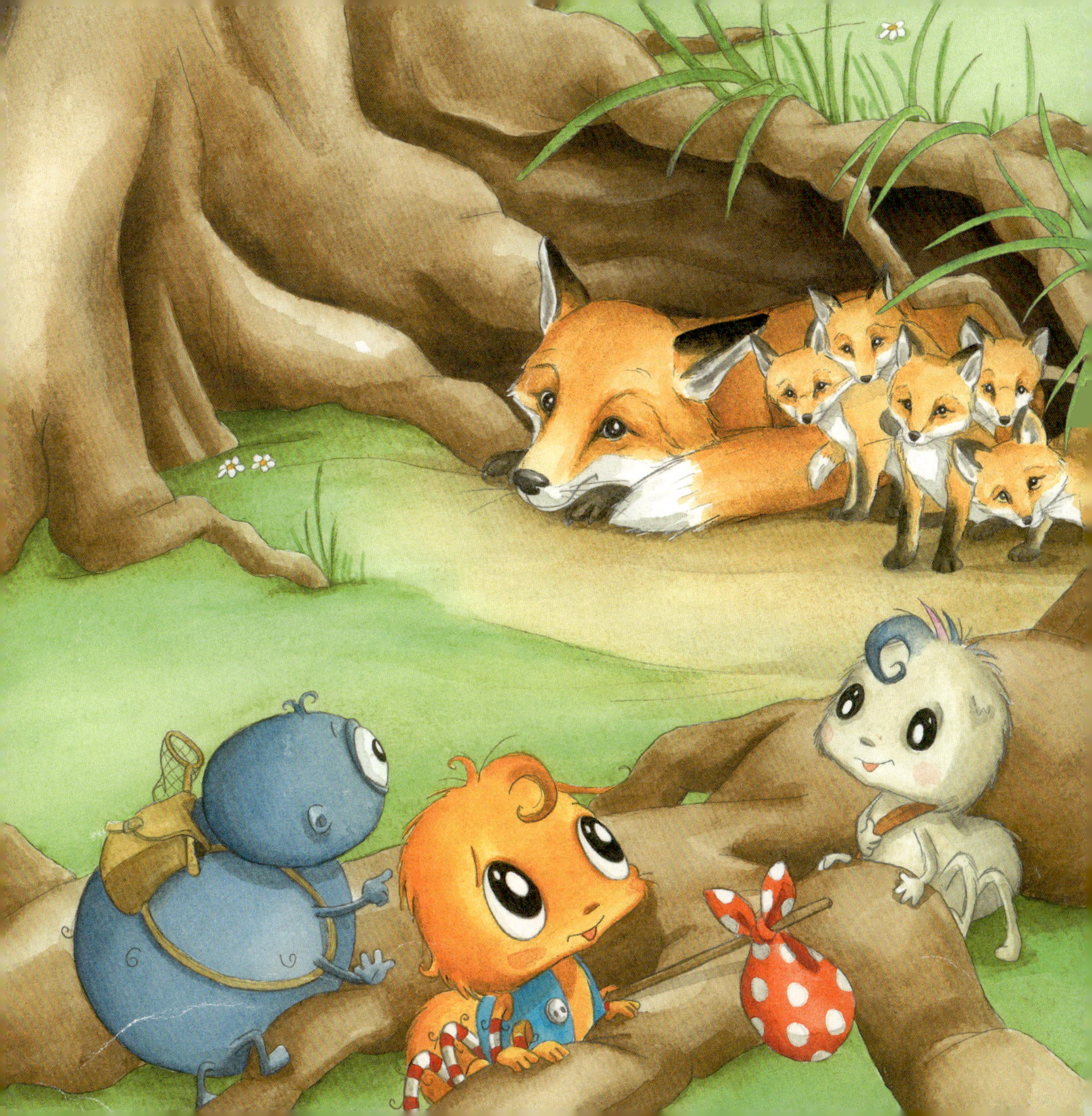

Wenig später kommen sie bei einem Eichhörnchen und seinen Babys vorbei.

»Eichhörnchen ist sooo ein süßer Name«, schwärmt Bella. »Warum sie wohl so heißen?«

»Ich weiß es!«, ruft Punki fröhlich. »Tante Igitte sagt, sie heißen so, weil sie gern Eicheln essen. Und wegen ihrer buschigen Ohren, die aussehen wie kleine Hörnchen. Also: Eich-Hörnchen!«

»Hmm«, überlegt die kleine Spinne, »dann ist doch klar, wie ich mein kleines Geschwisterchen nennen werde: Mini-Spinni.«

»Jaaa, das ist ein toller Name!«, jubelt Bella. »Oh, ich freu mich schon so auf Mini-Spinni.«

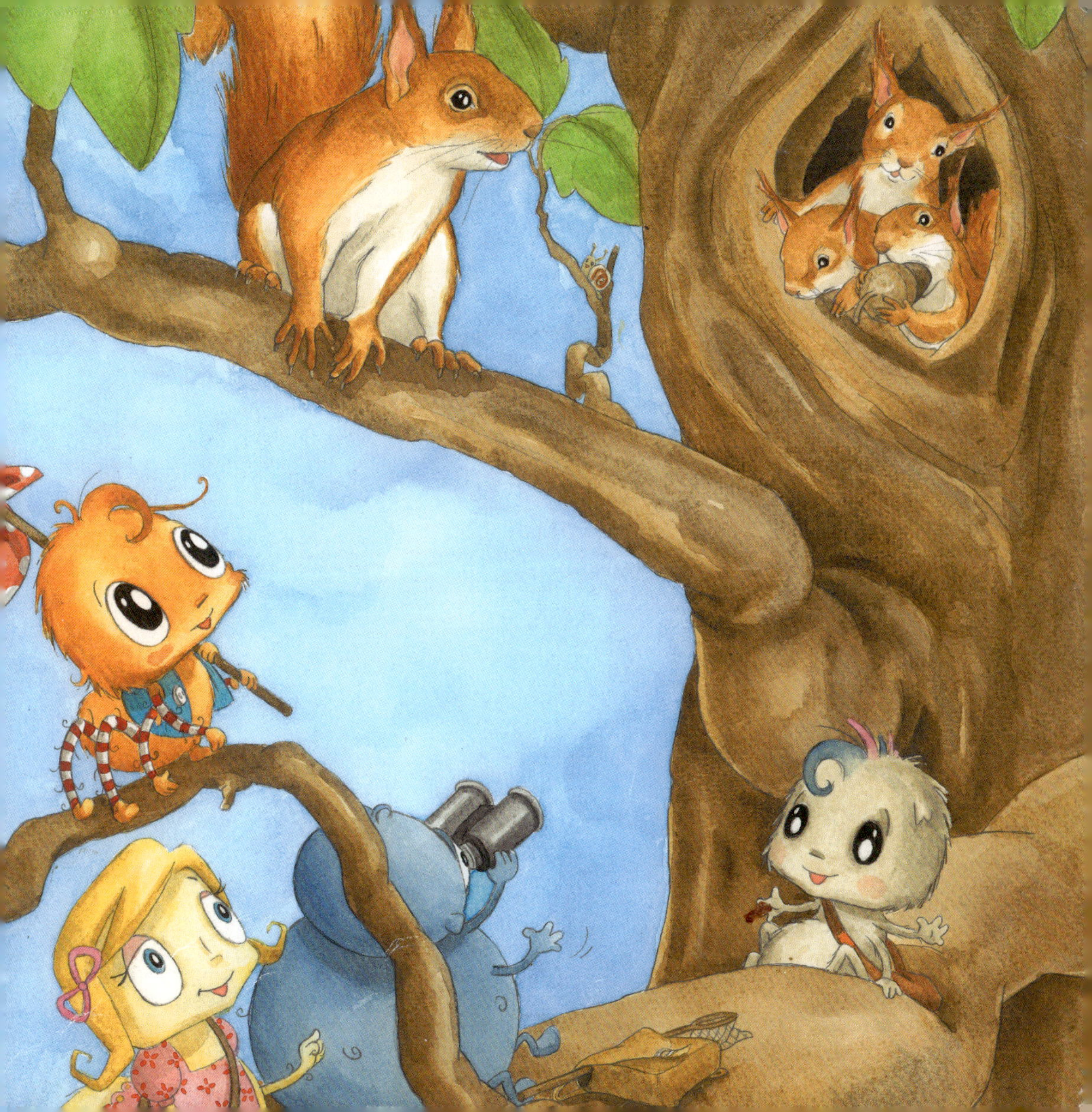

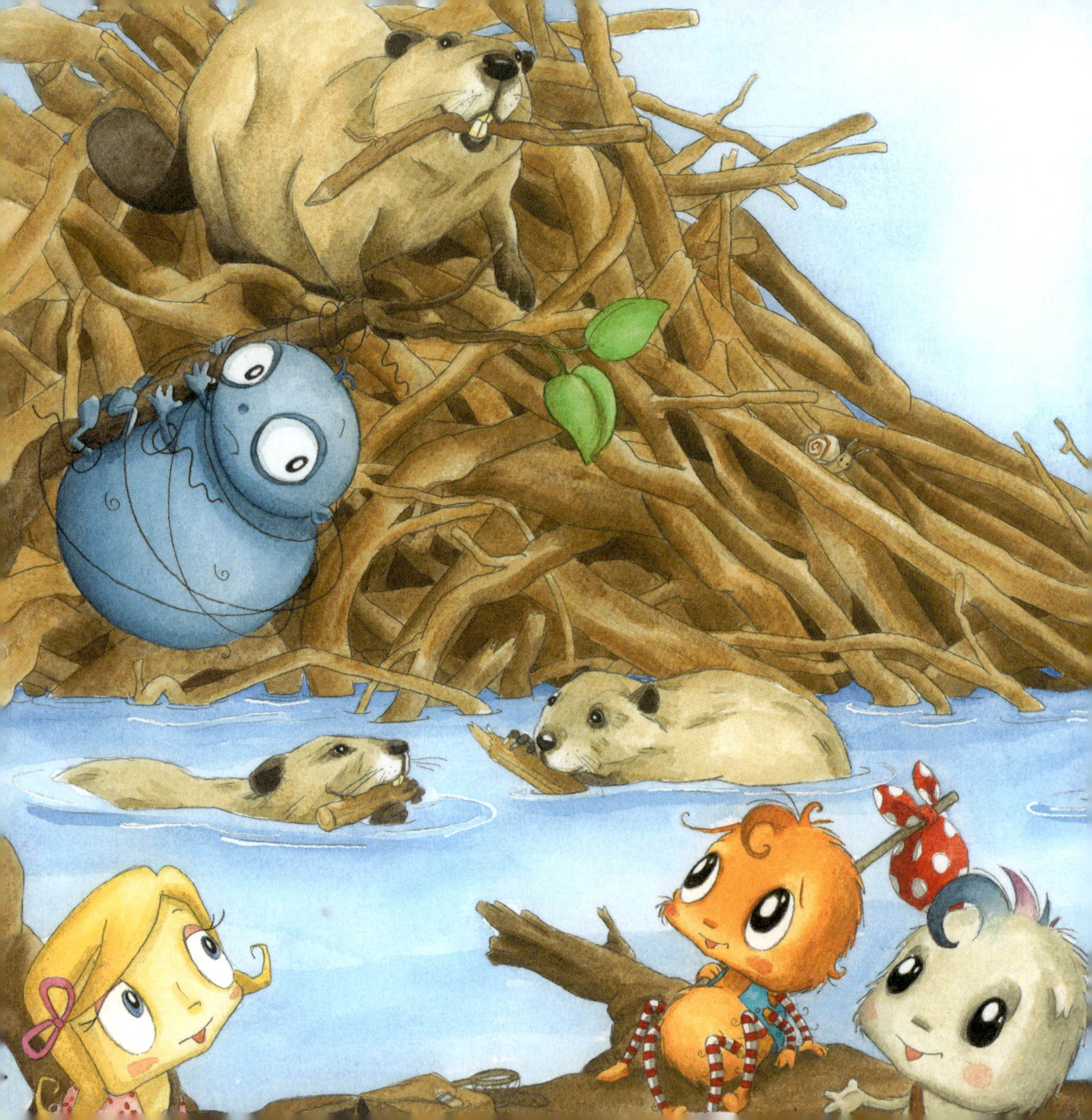

Von Weitem hören die Freunde schon die Biber
im Wasser toben.
»Wusstet ihr, dass Biber von Geburt an wasserscheu sind?«, fragt Punki.
»Echt?«, staunt Bella. »So, wie sie rumplanschen,
kann ich das gar nicht glauben.«
»Ja, lustig, oder?«, antwortet Punki. »Miro hat mir erklärt,
dass die Eltern ihre wasserscheuen Biberbabys
einfach ins Wasser stupsen«, erzählt er weiter.
»Waaaas? Ins Wa… Waa… Waaa… haaaa-tschiii!«,
niest Niesi aufgeregt und wieder schießt
ein kleiner Spinnfadensalat aus ihm heraus.
»Ja, aber das ist gar nicht schlimm. Schaut nur,
wie viel Spaß sie haben.
Die Eltern bringen ihren Kleinen
so das Schwimmen und Tauchen bei.«
»Oh, ich möchte meinem Geschwisterchen auch Sachen
beibringen«, sagt die kleine Spinne stolz.

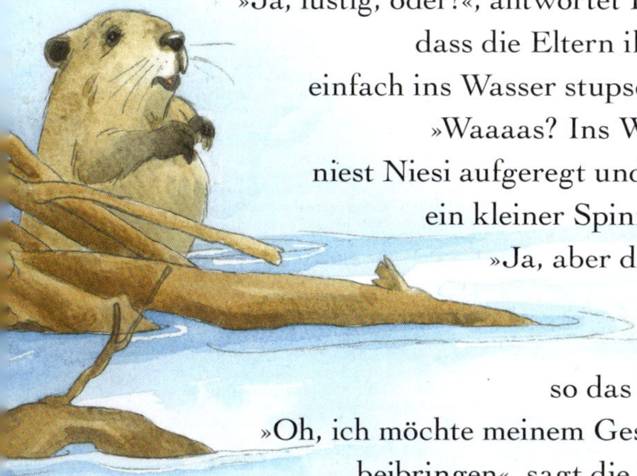

Auf dem Weg nach Hause nehmen sie eine ganz besondere Abkürzung. Sie krabbeln unter die Erde und besuchen die Maulwürfe in ihrer Höhle.

»Hier ist es aber ganz schön dunkel. Haben die Babys da gar keine Angst?«, fragt Bella.

»Aber nein, Schwesterchen. Maulwürfe sind zwar fast blind, aber dafür können sie umso besser riechen, hören und fühlen«, antwortet Punki. »Und durch die Nähe zu ihrer Mutter fühlen sie sich sicher und geborgen.«

»Wie schön«, sagt die kleine Spinne. »Ich möchte meinem Geschwisterchen auch ganz viel Nähe schenken, damit es sich nie alleine fühlt.«

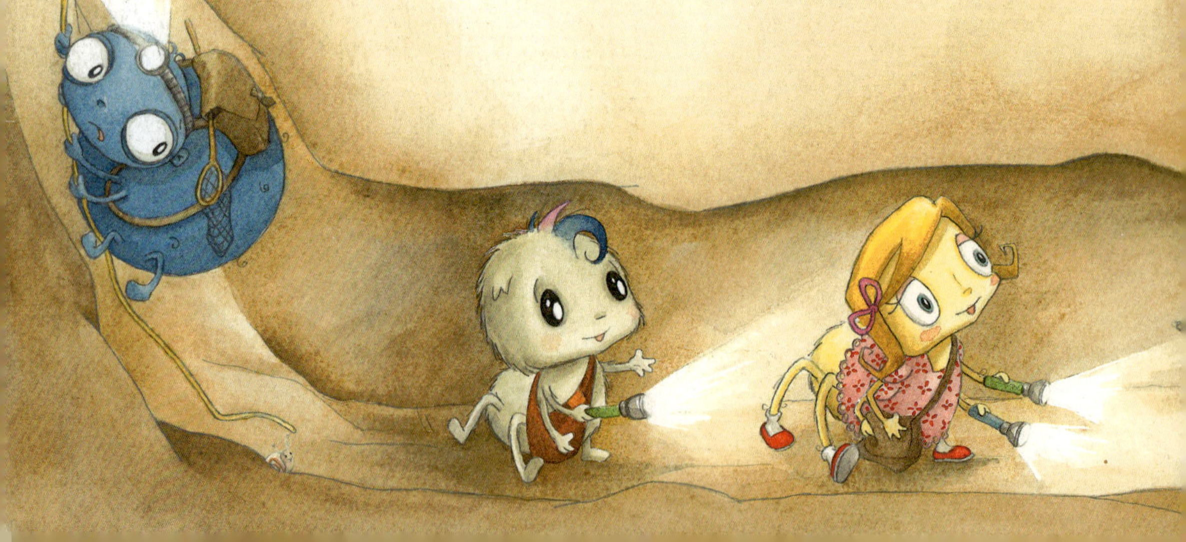

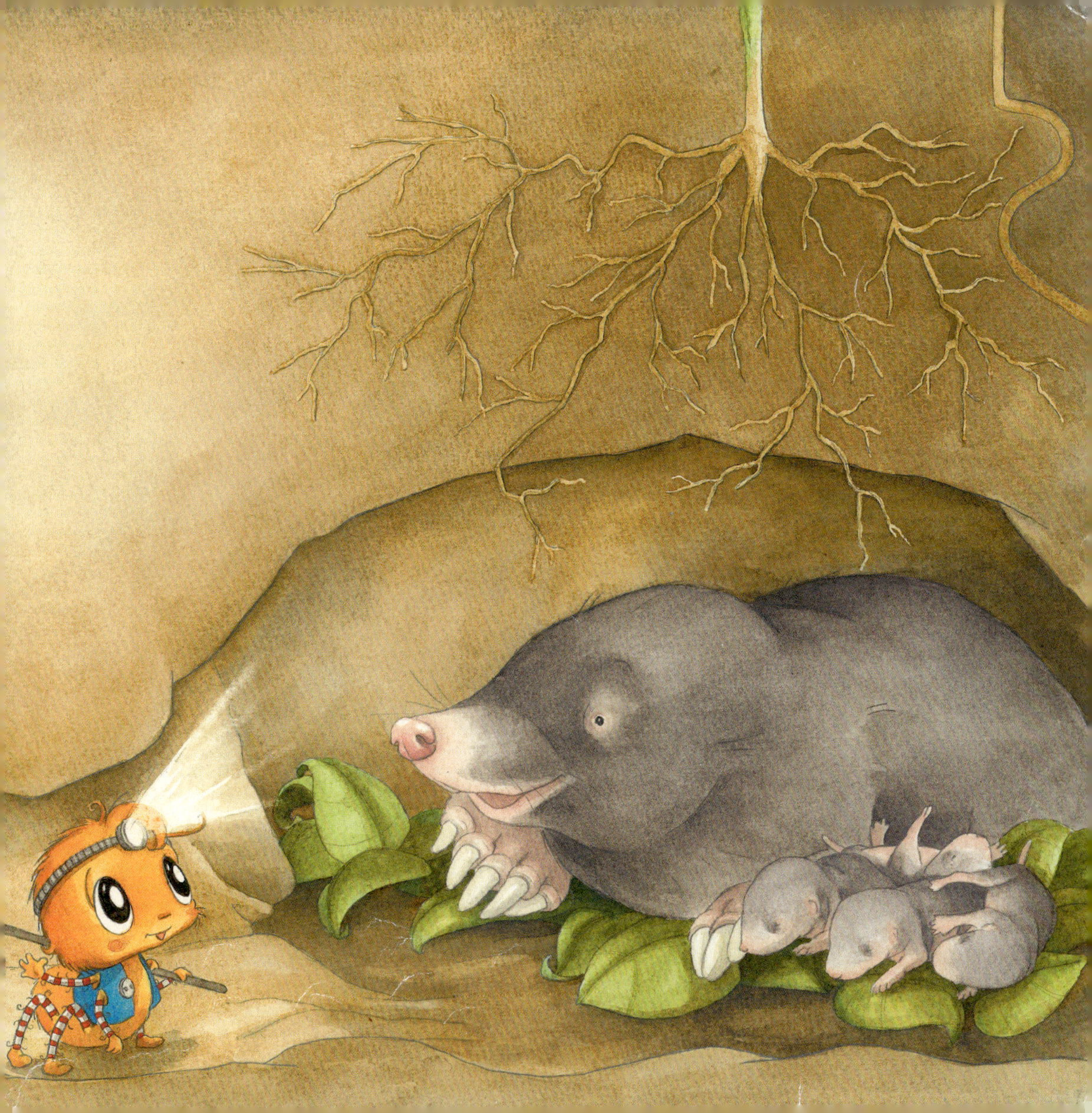

Die kleine Spinne ist ganz fasziniert.
Gemeinsam mit Niesi, Bella und Punki hat sie heute
so viel über Babys herausgefunden.
Sie stellt sich vor,
was sie wohl alles mit ihrem Geschwisterchen
erleben wird – und bekommt dabei
sogar ein Kribbeln im Bauch.
Vor lauter Vorfreude!

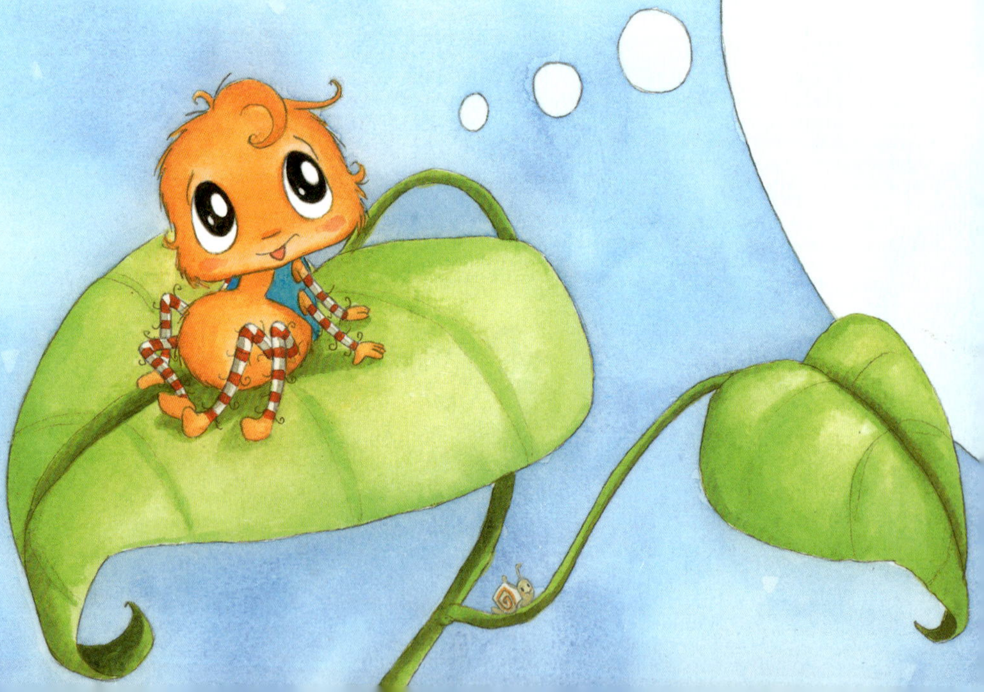

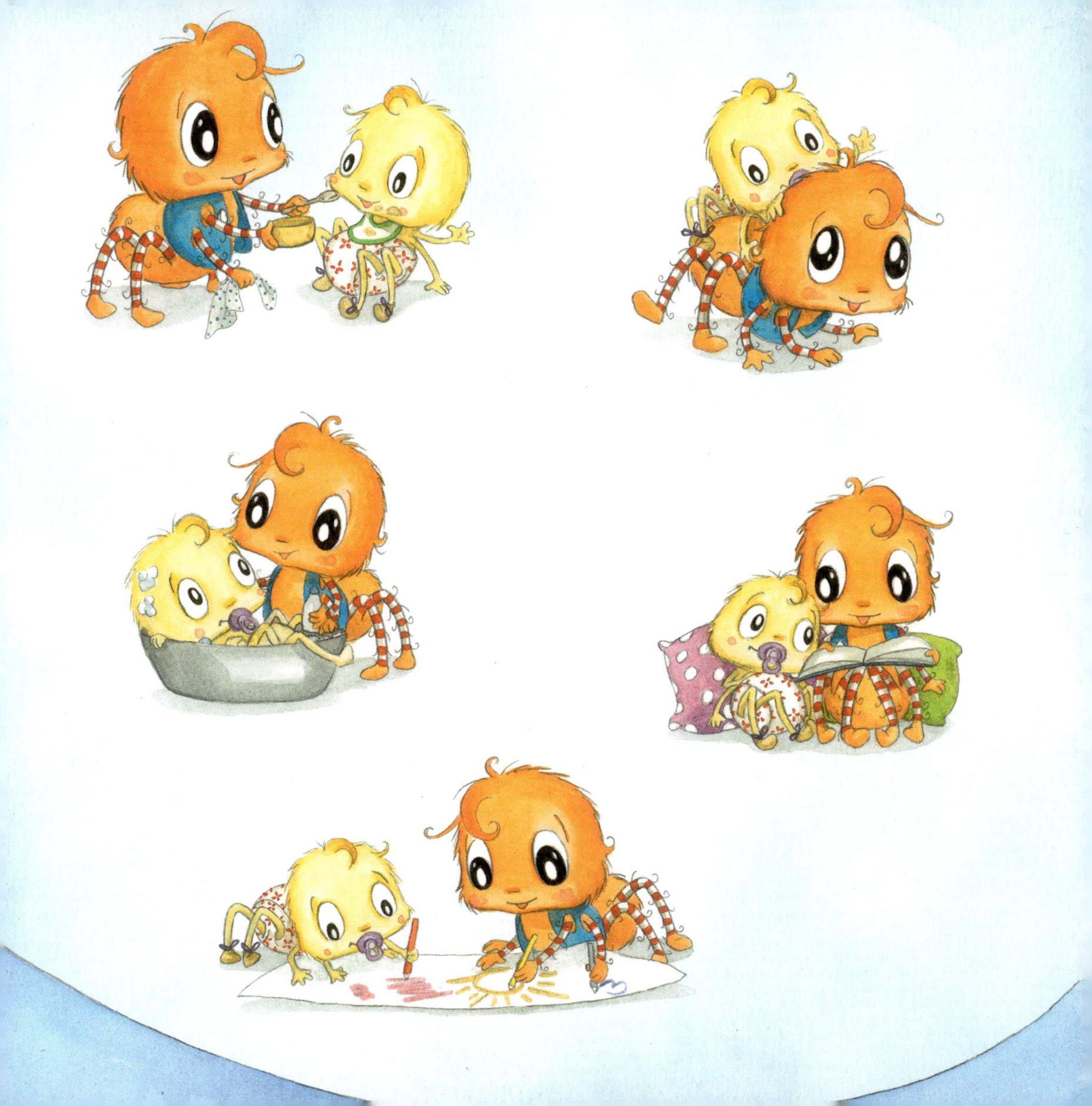

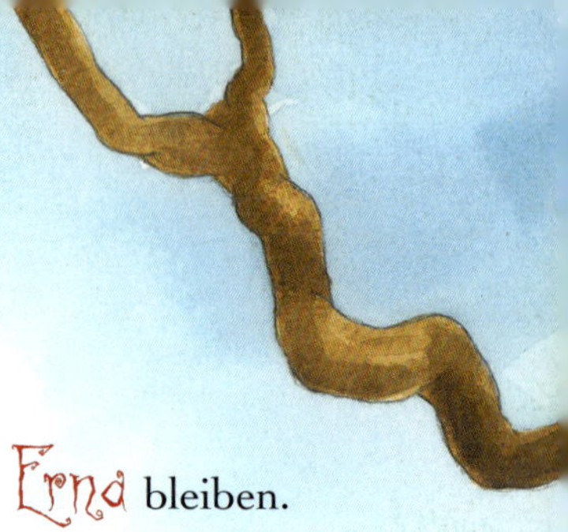

Bis Mama und Papa mit dem
Geschwisterchen nach Hause kommen,
darf die kleine Spinne bei Oma Erna bleiben.
Sie wirkt nachdenklich und plötzlich fragt sie:
»Oma Erna, glaubst du, Mama und Papa haben mich bald weniger lieb?«
Oma Erna nimmt die kleine Spinne zärtlich auf ihren Schoß.
»Wie kommst du denn darauf, meine kleine Spinne?«
»Na ja, wenn Mini-Spinni da ist, haben sie vielleicht keine Zeit mehr für mich.«
Oma Erna streichelt der kleinen Spinne über die Wange.
»Natürlich braucht dein Geschwisterchen am Anfang viel
Aufmerksamkeit und Fürsorge«, sagt sie. »Das war bei dir auch so.
Aber das bedeutet nicht, dass deine Eltern dich weniger lieb haben.
Das Wunderbare an der Liebe ist, dass sie mehr wird, wenn man sie teilt.«
Die kleine Spinne denkt darüber nach und lächelt.
Die Vorstellung findet sie wunderschön.

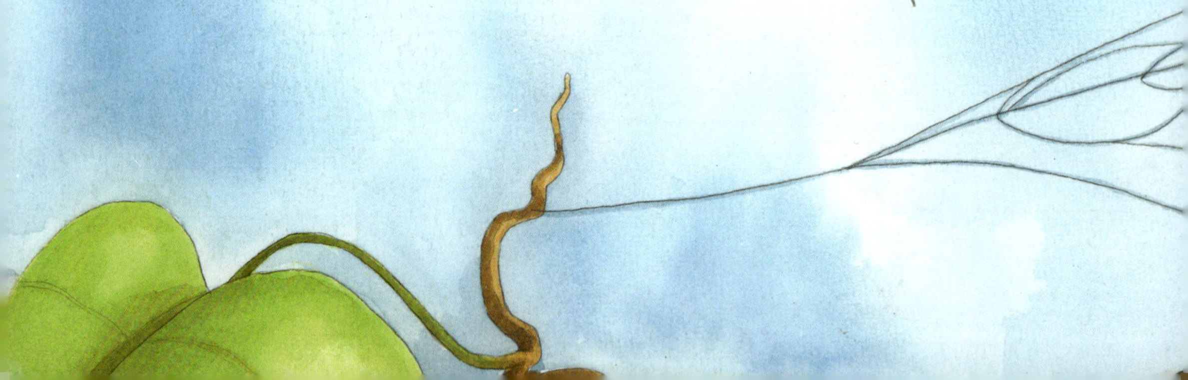

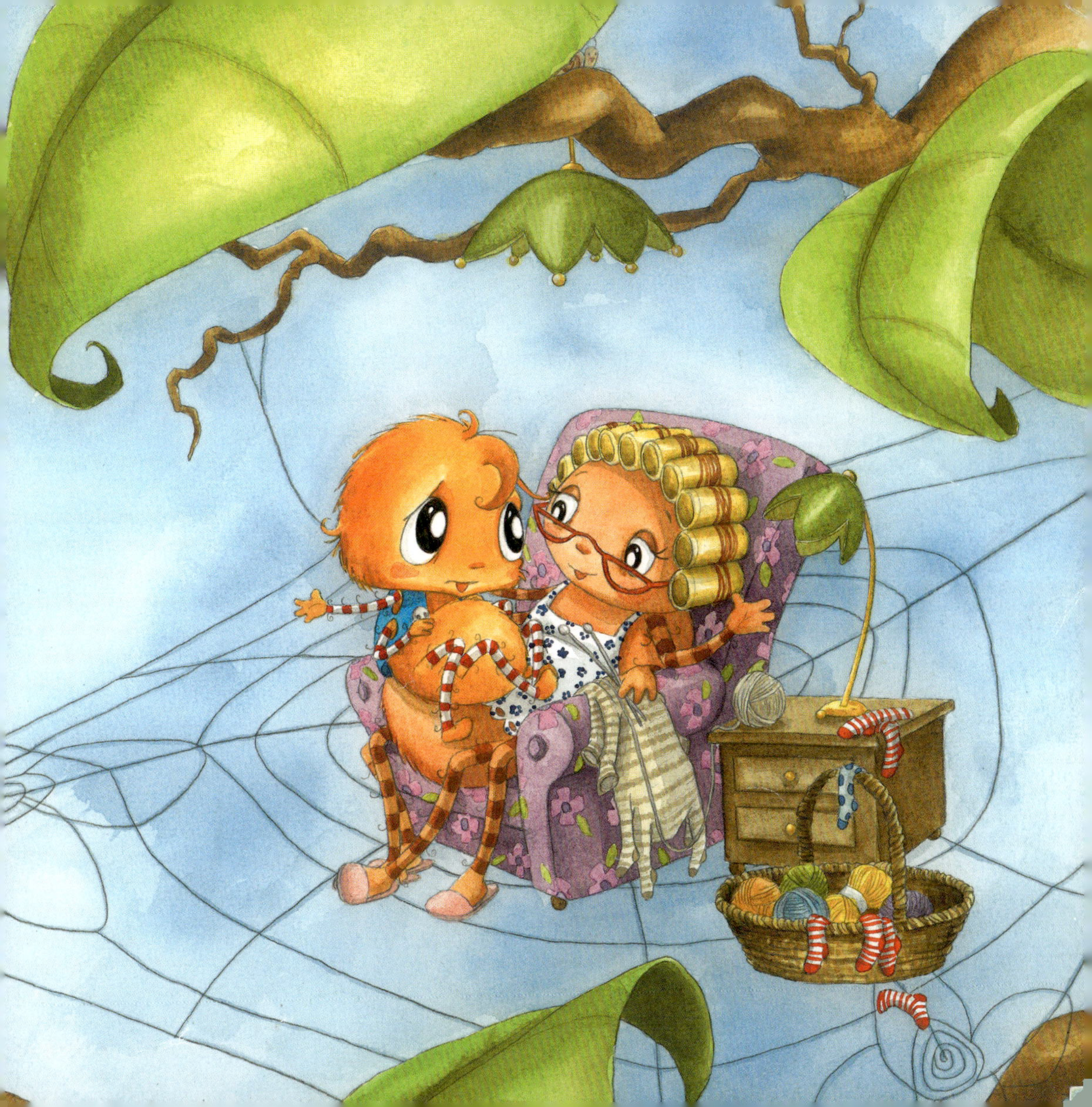

Endlich ist es so weit.
Das Geschwisterchen ist da,
und alle sind gekommen, um Mini-Spinni
zu begrüßen: Oma Erna, Onkel Langbein,
Tante Igitte, Miro, Mucki und natürlich auch Niesi,
Punki und Bella. Was für eine Freude!

Und die kleine Spinne ist richtig stolz,
denn alle gratulieren auch ihr,
dem großen Geschwisterchen.

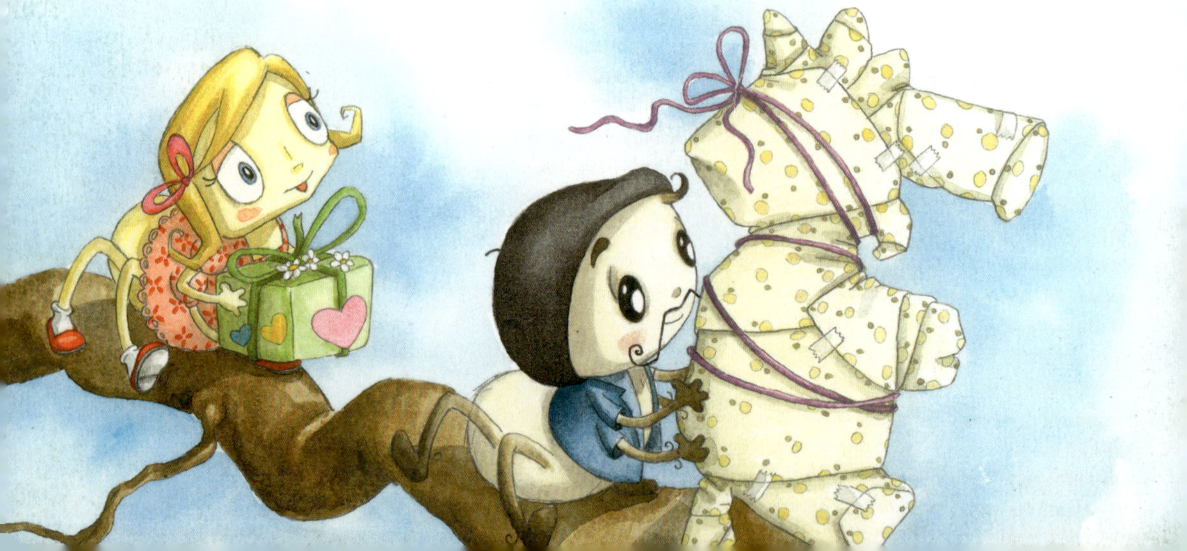

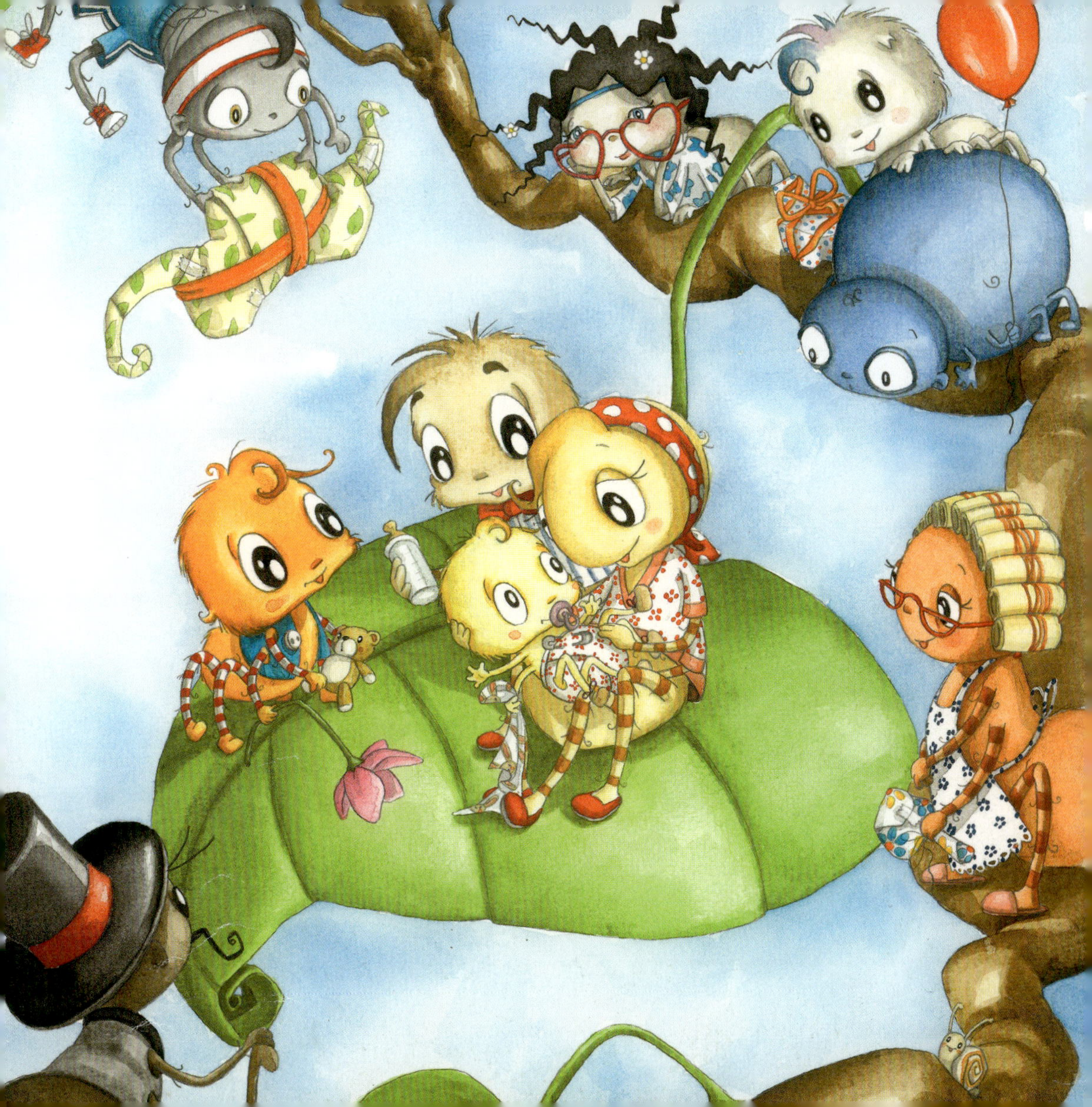

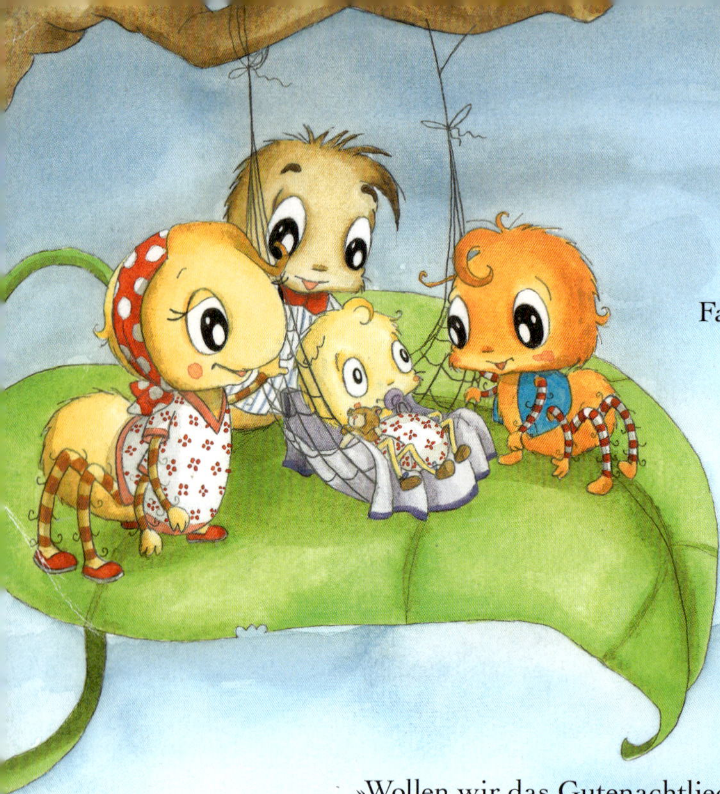

Am Abend bringt unsere kleine Familie Mini-Spinni ins Bett. »Schau nur, jetzt darfst du in deinem eigenen Netzchen schlafen. Das hat dein großes Geschwisterchen nur für dich gesponnen«, sagt Mama liebevoll.

»Wollen wir das Gutenachtlied singen, das Mama und ich früher immer für dich gesungen haben?«, fragt Papa.
»Oh ja, das machen wir!«, freut sich die kleine Spinne.
Nach dem Lied gibt sie ihrem Geschwisterchen noch einen Gutenachtkuss und flüstert zärtlich:

»Es ist so toll, dass du da bist.
Ich hab dich lieb und werde immer auf dich aufpassen.«

Schon bald ist Mini-Spinni eingeschlafen.
Gemeinsam mit Mama und Papa spielt die
kleine Spinne noch ein Spiel, bevor auch
sie müde und glücklich in ihr Netz krabbelt.

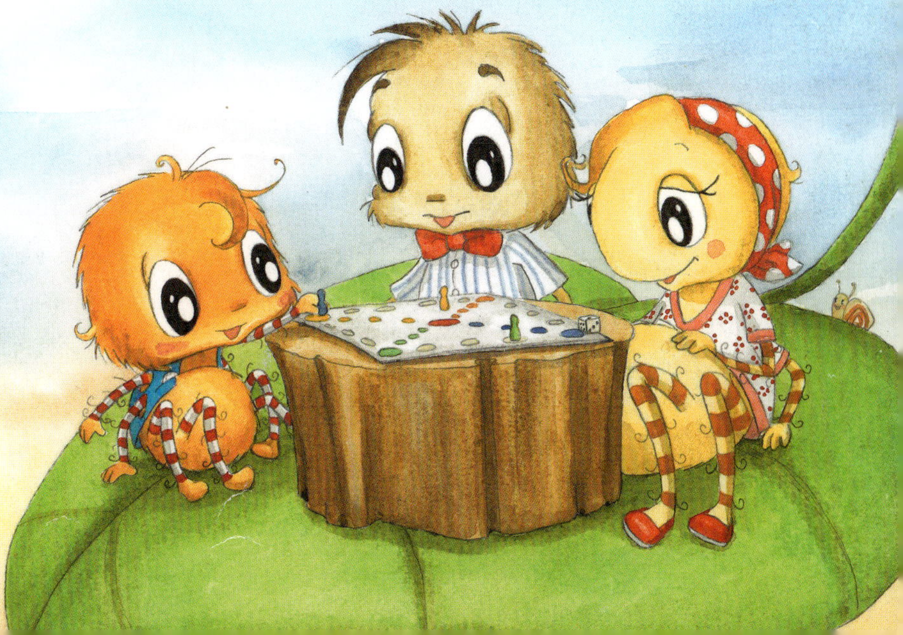